AF395654

Dr G. Z. PÉTRESCO

DE L'UNIVERSITÉ DE PARIS
MEDAILLE DE BRONZE
DE L'ASSISTANCE PUBLIQUE (Externat 1897)

LA SYPHILIDE PIGMENTAIRE

RÉTICULAIRE DU COU

(SYPHILIDE PIGMENTAIRE DE HARDY-FOURNIER)

PARIS

A. MALOINE, Éditeur

23-25, RUE DE L'ÉCOLE-DE-MÉDECINE

—

1901

Dᴿ G. Z. PÉTRESCO
DE L'UNIVERSITÉ DE PARIS
MÉDAILLE DE BRONZE
DE L'ASSISTANCE PUBLIQUE (Externat 1897)

LA SYPHILIDE PIGMENTAIRE
RÉTICULAIRE DU COU

(SYPHILIDE PIGMENTAIRE DE HARDY-FOURNIER)

PARIS
A. MALOINE, Éditeur
23-25, RUE DE L'ÉCOLE-DE-MÉDECINE

1901

INTRODUCTION

Le sujet dont nous avons entrepris l'étude dans cette thèse inaugurale est un de ceux qui ont excité le plus la sagacité des vénéréologues contemporains.

La littérature médicale abonde en documents concernant l'essence et les caractères cliniques de la syphilide pigmentaire du cou. De nombreuses observations, calquées, à peu de chose près, les unes sur les autres, en ont fait un type pathologique, qui n'a guère varié depuis la description magistrale de Hardy, et sur ce point il ne reste plus grand'chose à ajouter pour le moment.

Mais si la description de cette lésion cutanée bizarre est arrivée à être parfaite, les résultats des investigations sur tous ses éléments étiologiques et sa pathogénie, laissent encore à désirer. Et sur ces points précisément, il a été beaucoup discuté en ces derniers temps.

Les causes de la pigmentation réticulaire du cou ont suscité bien des hypothèses, et bien des théories ont été émises sur le mécanisme probable de sa production. Cependant, comme on est loin d'être d'accord, certains côtés de la question ne sont pas encore élucidés.

La pigmentation réticulaire du cou est-elle de nature syphilitique exclusive, c'est-à-dire un signe certain de syphilis ?

D'autre part, la syphilis seule suffit-elle à déterminer cette lésion avec tous les caractères qui lui sont propres, ou bien, comme on tend à l'admettre pour les affections dites para-syphilitiques, le tabès par exemple, faut-il encore pour la produire l'intervention d'autres facteurs morbides ?

Et si cela est, quel est le rôle de la syphilis et quelle est la part qui revient aux autres facteurs en jeu ?

Quant à l'élément primitivement touché par le virus ou la toxine, son ordre reste encore à déterminer. Est-il sanguin, nerveux ou cutané ? Est-ce lui, qui, par sa désorganisation, entraîne les altérations des autres, ou sont-ils touchés en même temps et à des degrés différents ?

Voilà autant de questions auxquelles on n'a pas toujours répondu de façon satisfaisante et surtout de la même façon.

*
* *

Si, sur le conseil de notre excellent maître, M. le docteur Brocq, nous nous sommes décidé à traiter des syphilides pigmentaires, ce n'est pas avec la prétention de trancher les questions pendantes ni même de faire une mise au point définitive.

Il nous a semblé seulement qu'au moyen d'une revue générale des principales idées régnantes, une comparaison des diverses opinions émises et des faits acquis avec nos observations personnelles, une discussion enfin des théories en vogue, il nous serait possible d'en confirmer une en faisant ressortir tout ce qu'elle a de bien fondé, d'appuyer de nouveaux arguments une théorie pathogénique à l'exclusion de ses rivales et antagonistes.

C'est donc le résultat de recherches faites dans le domaine de la littérature et de la clinique, avec le but seul et sincère d'éclairer notre religion, que nous exposerons dans cette étude.

Cependant nous avons voulu qu'elle fût un peu plus que n'est un compte rendu banal et à cet égard nous devons nous excuser de quelques libertés de raisonnement qui nous ont conduit à émettre des hypothèses. Nos manques de moyens expérimentaux nous y ont poussé, quoique l'insuffisance de notre autorité ne nous le permît guère.

Mais nous croyons nous justifier amplement en citant cette phrase de M. le professeur agrégé Gley, si encourageante dans sa vérité et dont, il faut le dire, nous nous sommes autorisé :

« Les incertitudes tant de l'ordre physiologique que pathologique rendent utiles les tentatives faites pour relier entre elles, au moyen d'hypothèses, les données expérimentales et cliniques positives. Car des idées de recherches peuvent ainsi être suggérées aux esprits bien faits, que les hypothèses ne contentent jamais et qu'elles excitent toujours à la réflexion et au travail (1). »

____

(1) GLEY. — Glande thyroïde. *Presse médicale*, 1898.

**

Le sujet qui nous occupe est incontestablement assez vaste, car on ne peut tracer les lignes caractéristiques de l'histoire de la syphilide pigmentaire du cou avec suffisamment de netteté et de précision sans envisager cette affection dans ses rapports, et ils sont nombreux, avec les mélanodermies pathologiques en général et même avec la pigmentation normale de la peau.

Nous passerons donc rapidement sur les symptômes et caractères bien connus pour nous arrêter sur quelques faits en litige ou encore peu observés et insister spécialement sur tout ce qui peut être un appoint à l'établissement d'une théorie pathogénique rationnelle. Dans les observations que nous publions in-extenso, notre but est de présenter des exemples des données nouvelles sur la formation réticulaire que nous soutenons.

Quant aux autres que nous avons choisies parmi toutes celles que nous avons pu recueillir et qui n'auraient qu'un intérêt statistique, elles fournissent les preuves de quelques associations morbides fréquentes, dans l'étiologie de la syphilide pigmentaire.

Nous nous contentons de les résumer.

Avant d'entrer en matière, qu'il nous soit permis d'exprimer ici publiquement les sentiments de vive gratitude que nous gardons à tous les maîtres qui nous ont guidé dans nos études médicales.

L'enseignement de MM. les professeurs Fournier Landouzy, et Raymond a été pour nous plein de profit et le souvenir que nous gardons du temps passé dans leurs services hospitaliers sera toujours des plus agréables.

Nous devons en dire autant pour MM. les professeurs agrégés Déjerine et Gaucher et MM. les docteurs Mauriac et Rigal.

M. le docteur Brocq nous a initié à la pratique dermatologique, dont il est un des plus illustres représentants. Il a toujours fait preuve de haute bienveillance et de sollicitude à notre égard.

Nous le prions d'accepter ici un faible témoignage de reconnaissance et de dévouement respectueux.

Nous remercions infiniment notre très honoré maître M. le professeur Fournier pour l'honneur qu'il nous fait en acceptant la présidence du jury de cette thèse.

GÉNÉRALITÉS — HISTORIQUE

Un certain nombre de maladies, présentant comme condition essentielle, l'imprégnation de l'organisme entier par une substance toxique, chimique ou microbienne, sont susceptibles de se traduire extérieurement, à une certaine période de leur cours, par des troubles de la pigmentation cutanée, notamment une mélanodermie plus ou moins étendue.

Il est bien naturel que des lésions anatomiques et des désordres fonctionnels identiques, se traduisent cliniquement avec une parfaite similitude. Aussi de même que la tuberculose, le diabète, le paludisme, l'alcoolisme, etc., aboutissent très souvent à des pigmentations anormales de la peau, la syphilis par son virus et sa toxine est capable, et cela ne fait plus l'objet du moindre doute pour personne, de provoquer des mélanodermies de types divers.

Ces pigmentations, *primitives* lorsqu'elles ne semblent succéder à aucun élément exanthématique, *secondaires* lorsqu'elles ne sont que le reliquat d'une éruption antérieure plus ou moins guérie, se distinguent

des mélanodermies que nous mentionnons plus haut,
en ce qu'elles ne sont pas comme celles-ci un symptôme de cachexie avérée, mais se voient en général sur
des individus infectés depuis peu et chez lesquels toutes
les apparences sont en faveur d'un bon état relatif de
santé. Elles sont cependant d'observation si courante
que l'on peut dire sans hésitation, qu'après la maladie
d'Adisson, la syphilis trouve sa place toute marquée
parmi les maladies mélanogènes.

Mais l'importance des deux ordres de mélanodermies
syphilitiques n'est pas du tout la même. Si les pigmentations qui succèdent à des macules ou des papules revê-
tent quelquefois par leur topographie, leur configuration et leur extension un aspect digne d'être enregistré,
elles n'en restent pas moins un épiphénomène sans
grande importance, d'une des phases actives de la période secondaire ou tertiaire.

Leur valeur séméïotique est toute dans leurs commémoratifs.

Bien autrement précieuse doit être, à ce point de vue,
l'apparition d'une pigmentation à caractères spécifiques,
sur une peau ne présentant aucune lésion appréciable
aux endroits qu'elle atteindra. Et cela d'autant plus
qu'objectivement et chronologiquement presque invariable, elle pourra seule de lésion, mettre sur la voie
d'un diagnostic, que nul antécédent n'eût permis de
présumer.

Mais aussi l'origine spécifique des pigmentations
secondaires était-elle évidente, du fait de leur apparition
au cours d'une efflorescence typique, tandis que celle

des pigmentations primitives pouvait facilement être mise en doute et leur existence même, être niée avec plus qu'un semblant de raison. Or c'est là le cas des pigmentations réticulaires du cou observées pour la première fois par Monneret et Michaëlis.

Leur rapport direct avec une infection syphilitique a été reconnu par Hardy qui les décrivit en 1853, aussi les appela-t-il syphilides pigmentaires du cou.

Bazin, son collègue de Saint-Louis, fut le premier et longtemps le seul à combattre ses idées sur l'origine et la valeur séméiotique de cette lésion. Mais pour s'inscrire en faux contre les opinions de Hardy, il usait d'un argument de peu de force : l'inefficacité du traitement antisyphilitique.

M. Fournier a fait raison de cette preuve en établissant que tout un groupe d'affections, vraisemblablement d'origine syphilitique et qu'il a appelées parasyphilitiques, étaient réfractaires au traitement mercuriel et ioduré.

Rollet (de Lyon) était encore plus catégorique que Bazin. Pour lui, ce que Hardy avait décrit sous le nom de syphilide pigmentaire, ne paraissait pas avoir de caractère syphilitique évident et devait être rattaché au vitiligo ou au pityriasis versicolor. Il admettait cependant que les taches érythémateuses de la roséole deviennent quelquefois secondairement grisâtres, fauves, avec l'apparence que J.-L. Petit désignait sous le nom de peau truitée. Mais ces manifestations secondaires pouvaient se rencontrer sur bien d'autres régions que le cou.

En 1857, Pillon décrit la syphilide pigmentaire sous

le nom de *syphilide maculeuse du cou*. La date d'apparition que cet auteur lui assigne est, en premier lieu, le
déclin de la roséole, fait qui peut avoir prêté à confusion.
Il n'y avait toutefois, dans l'esprit de Pillon, à voir dans
ces cas-là, rien certainement que deux manifestations
de la période secondaire, se succédant et même s'enchaî-
nant, sans qu'il fût nécessaire de subordonner l'une à
l'autre. Ses syphilides maculeuses étaient bien primitives.

Ricord puis Mauriac admirent la syphilide pigmentaire
telle que la voulaient Hardy, Pillon et Fournier.

Quoiqu'il en soit, la description de Hardy resta classique et fut généralement adoptée en France, où la thèse
de Pillon, celles de Maireau (1884), de Saintin de Nancy
(1884), de Romalo (1885), contribuèrent à marquer la
physionomie si spéciale de cette affection.

Bazin lui-même finit par reconnaître l'existence d'une
pigmentation réticulaire causée par la syphilis associée à
une autre cause externe et ayant pour siège de prédilection le cou, mais il y vit tout autre chose qu'une hyper-
pigmentation spontanée. A son avis, la partie teintée de
la peau était saine et les lésions n'étaient représentées
que par les taches blanches. Il y avait là une hypochromie, un défaut de coloration, une affection vitiligineuse.
C'est sous ce nom qu'il la décrivait dans ses leçons
en 1866.

Neumann à Vienne était déjà dès 1855 le promoteur
de cette idée qui à l'étranger a fait de nombreux par-
tisans.

On n'alla cependant pas souvent, même en Allemagne,

jusqu'à nier, comme Kapossi et G.-H. Fox, la syphilide pigmentaire et en faire une simple mélanodermie cachectique, un chloasma de dénutrition générale nullement spécifique, mais on considéra cette pigmentation comme factice, simple vestige d'une hyperhémie passagère ayant formé le fond d'une efflorescence maculeuse ou papuleuse antérieure dont les éléments laissaient subsister la vraie lésion, c'est-à-dire les taches blanches. C'était l'opinion de Riehl (1884) et de Neisser (1885). A l'instar de Simon ils appelèrent les syphilides pigmentaires : leucodermie syphilitique, noms qui, à l'étranger, sont depuis restés synonymes. Haslund (1885) les faisait succéder toujours à une roséole.

Vers la même époque, Finger admet un rapport direct des pigmentations réticulaires avec la syphilis. Ce phénomène dit-il, est relativement fréquent chez les syphilitiques et constitue un signe important pour le diagnostic d'une vérole latente.

Mais s'il peut être primitif, il est bien plus fréquemment dû à une syphilide papuleuse ou pustuleuse en voie de résolution. Le point de départ serait des taches achromiques causées par le transport lent du pigment vers les points les plus rapprochés de la peau. Le pourtour de ces taches gagnerait ainsi une coloration foncée et plus elles augmentent, plus se teinte leur périphérie, où s'accumule le pigment.

Il n'y a en somme ni surproduction ni destruction de pigment, mais un déplacement singulier. Finger appelle cela une *Leucopathie syphilitique*.

Nous voyons que la pathogénie des taches achromi-

ques, selon les auteurs allemands, en faisait forcément
une lésion secondaire.

Lewin en 1893 constate qu'en effet la syphilide pigmentaire peut n'être précédée d'aucune autre lésion élémen-
taire, mais il ne lui attribue pas, de ce fait, une valeur
certaine pour le diagnostic de la syphilis. Cependant à
son avis aussi les taches blanches sont la vraie lésion.

Lesser les fait encore aujourd'hui succéder à une
roséole.

En France les travaux de Barthélemy et Balzer,
Brocq, Danlos, Audry, Gémy ont actuellement tranché
la question de l'origine et de la spontanéité de la syphilide pigmentaire commune du cou, et c'est à Fournier
que revient le mérite d'avoir précisé admirablement la
caractéristique clinique de cette lésion, dans ses « *Affections parasyphilitiques* » et son récent « *Traité de la
Syphilis* ».

Il faut cependant avouer que l'accord ne s'est pas fait
sur toute la ligne puisqu'en 1900, M. Hallopeau dit encore
ne pas avoir vu de syphilide pigmentaire la plus typique
dans laquelle il n'y eût au centre des aires blanches,
des macules colorées comme celles qui persistent après
la disparition des papules syphilitiques. Les plaques
pigmentaires ne seraient selon cet auteur que la suite
de lésions hyperhémiques.

On ne peut expliquer cette divergence d'opinions que
par la confusion des types variés de pigmentations syphilitiques. Il y a, à coup sûr, des mélanodermies secondaires
qui par leur ensemble objectif en imposent pour une
syphilide pigmentaire primitive. Il y a en outre ce que

M. Fournier a appelé les *leuco-mélanodermies*, type hybride, où deux processus différents sont représentés par l'association à extension à peu près égale des deux troubles de pigmentation inverses : l'hypochromie et l'hyperchromie et qui peuvent indubitablement être aussi primitifs.

Pour ce qui est de la négation systématique à l'étranger de l'individualité de la syphilide pigmentaire primitive, rien n'est plus manifeste que la susdite confusion.

Presque tous les auteurs allemands ont décrit sous le nom de *Leucodermie syphilitique* les hypochromies cicatricielles et les hyperhémies anciennes secondaires à des lésions papuleuses, papulo-tuberculeuses, papulo-ulcéreuses ou tuberculo-squameuses, et ceux qui comme Neisser ont reconnu l'erreur commise, avancèrent que la syphilide pigmentaire vraie était une affection peu connue en dehors de la France et continuèrent à décrire, sous le soi-disant synonyme de leucodermie syphilitique, au moins les anomalies de pigmentations succédant à une éruption érythémateuse ou érythémato-papuleuse.

Lewin a même rapporté en 1893 dans cet ordre d'idées un cas de pigmentation de la nuque *en forme d'ailes de papillon* ayant succédé à un psoriasis annulaire chez un malade atteint d'un exanthème papulo-squameux général.

En Amérique Taylor décrivit avec beaucoup de précision trois formes de pigmentations primitives au cours de la syphilis et il reconnaît, dans l'une d'elles, la syphi-

lide *en dentelle* de Fournier. Il la considère comme nettement due à une hyperpigmentation, les modifications
leuco-dermiques ultérieures étant de nature dégénéra-
tive et secondaire. Appeler donc la syphilide réticulaire
du cou : leuco dermie ou vitiligo syphilitique est illo-
gique et incorrect. Quant aux deux autres formes de
pigmentations de Taylor, que nous étudierons au chapitre de la symptomatologie, elles semblent bien pouvoir englober quelques-uns des cas décrits en Allemagne comme leucodermies ou leucopathies et notamment ceux où les commémoratifs faisaient défaut. Elles
sont en tout cas analogues à ce que M. Fournier a décrit
sous le nom de *mélanodermies primitives atypiques*, ou
ne s'en éloignent pas sensiblement comme ensemble
symptomatique.

Pour ce qui est des opinions sur la nature intime des
syphilides pigmentaires, elles sont restées longtemps
dans le domaine des hypothèses. Le mécanisme que
l'on invoquait comme cause des dyschromies syphilitiques était l'objet de théories aussi exclusives que con-
tradictoires.

Gamberini, Zeissl, Bœrensprung, Simon, Piocchi,
ont tous émis des avis différents et ce n'est qu'avec les
recherches histologiques de Tanturri, Saintin, Tortosa,
Bockhart, Cornil, que la pathogénie des pigmentations
réticulaires devient moins indécise, certains côtés
s'éclairant d'un jour nouveau. Enfin ces recherches ainsi
que celles plus récentes de Lacroix et Audry, Frattali,
Hjelmann, Darrier, tendent à séparer définitivement la
vraie syphilide pigmentaire primitive des autres for-

mes de mélanodermie spécifique et à préciser singulièrement divers points du processus morbide, qui aboutit à sa formation.

Nous reviendrons sur les résultats de toutes ces
recherches et nous verrons ce qu'il faut en retenir.

Nous pourrons dire alors si la syphilide pigmentaire
de Hardy, telle que M. Fournier l'a magistralement
dépeinte dans ses œuvres, doit aujourd'hui être une,
invariable et pathognomonique.

CARACTÈRES — EVOLUTION

« Les syphilides pigmentaires sont des hyperpigmen-
tations spontanées et primitives, avec distribution
vicieuse du pigment. »

Cette définition, donnée par Barthélemy et Balzer,
fait ressortir les deux caractères principaux de l'affection qui nous occupe : sa spontanéité et sa configuration
si singulière, caractères qui suffisent pour en faire un
type clinique à part, d'où se trouvent exclues toute
hyperpigmentation uniforme apparaissant au cours de
la syphilis, ainsi que les dyschromies qui peuvent succéder à une poussée de syphilides. Ajoutons à cela,
avec M. Fournier, que « vingt-neuf fois sur trente environ, elle siège au cou et presque exclusivement là », et
la physionomie de l'affection sera tracée dans ses grandes lignes.

Barthélemy et Balzer l'ont vue une fois se développer
brusquement sous leurs yeux. Des zones hyperchromi-
ques, en traînées d'une orbicularité remarquable, cer-
naient des plaques de peau saine, en leur imposant une
forme arrondie.

C'est là, décrit en peu de mots, l'aspect que la lésion revêt dans presque la généralité des cas. M. Fournier la résume en un mot, c'est une dentelle, une résille hyperchromique.

Une malade, en pleine période secondaire de la syphilis, une femme le plus souvent, ignorant quelquefois son état d'infection, s'aperçoit un jour que son cou présente une teinte plus foncée que de coutume.

Si c'est une personne habituée à des soins de propreté, elle essayera de faire partir en savonnant à différentes reprises, ce que, naturellement, elle prend pour des marques de saleté. Si au contraire il s'agit d'une malade de la classe ouvrière, d'une indigente, n'ayant pas souvent l'occasion de se laver le cou, cette nuance anormale ne l'inquiétera pas autrement et elle ne consultera que si d'autres lésions l'y obligent.

C'est le médecin dans ce cas, encore assez fréquent, qui apprendra à la malade qu'elle a une lésion cutanée du cou.

L'interprétation erronée des malades de la première catégorie, jointe à la part de raison qui revient à celles de la seconde dont le cou présente en outre d'une hyper-pigmentation une certaine malpropreté réelle, a fait que presque tous les auteurs ont qualifié la coloration de la syphilide pigmentaire de *grise* ou *grisâtre*. M. Fournier leur a attribué le ton de la *crasse*.

Nous croyons que cela n'est pas tout à fait dans le vrai.

On ne peut évidemment pas non plus admettre la dénomination de syphilide jaune de Tanturri, car elle n'est pas applicable à tous les cas. Cependant le jaune est certainement la couleur par laquelle débute la syphilide pigmentaire en général, et si on ne constate pas ce fait plus souvent, c'est parce que l'on n'assiste que fort rarement à son apparition. Cette teinte jaune ocreuse que M. Fournier admet aussi, mais qu'il considère comme rare, est tout à fait nette chez les personnes à peau très blanche, chez les roux et chez les lymphatiques. Mais chez les bruns, à peau normalement, fortement pigmentée, elle prend une nuance café au lait et peut être même grise plus ou moins foncée, nuance prédominant au niveau des plis et sillons cutanés. Il est facile alors, en examinant le malade comme le recommandent MM. Hallopeau et Leredde, de retrouver les reflets jaunâtres de la pigmentation spécifique. On examine la peau à jour frisant et en faisant tourner le sujet devant soi. On pourra aussi pincer et tendre la peau des régions latérales du cou de façon à diminuer l'épaisseur des couches pigmentées.

Mais tout cela n'a trait qu'à des syphilides réticulaires claires, naissantes. La lésion une fois constituée tend à foncer et, selon que la pigmentation gagne plus ou moins vite en intensité, elle se présentera presque d'emblée avec une teinte bistre ou même noirâtre, ou bien alors passera successivement par toute la gamme allant du jaune sale au fauve, au brun foncé, au sépia.

Ce sont là les couleurs des éphélides, auxquelles du reste les syphilides pigmentaires ont été quelquefois comparées (Hardy, Etienne de Nancy).

La couleur n'est pas le seul caractère des syphilides

pigmentaires qui peut se modifier au cours de cette affection, la configuration elle aussi peut ne pas être dès le début ce que l'on voit aux périodes plus avancées, c'est-à-dire au bout de trois semaines à un mois. L'aspect de dentelle ou résille de M. Fournier, n'est pas en général celui que la syphilide pigmentaire adopte d'emblée à son apparition, la distribution vicieuse du pigment se faisant, d'après ce qu'il nous a semblé, de deux façons différentes qui cependant ont une tendance visible à aboutir l'une et l'autre au dessin classique. Mais l'aspect primitif peut passer inaperçu ou subsister définitivement et ne plus varier. On a alors affaire à des types frustes, dus selon toute probabilité à ce que le processus morbide qui la produit, est enrayé avant que la syphilide pigmentaire n'ait, pour ainsi dire, atteint sa maturité.

Dans la première façon de procéder, la pigmentation apparaît sous forme de taches ou macules, à bords irréguliers, et distribuées sans ordre, quelquefois arrondies et déchiquetées, bien plus souvent allongées en forme de bandes ou de traînées à trajet capricieux. Ces taches sont encore assez claires et difficiles à observer. Il faut selon Taylor les chercher chez les personnes à peau fort délicate car ailleurs elles passent inaperçues à cause de leur teinte peu intense. A ce moment le cou et ses parties latérales surtout, ont un aspect pommelé ou marbré et la lésion peut en gagnant plus ou moins rapidement un ton foncé, se borner à cette simple ébauche.

C'est très rare. Cependant Taylor qui reconnaît sa

rareté, en a fait une variété distincte, qu'il propose d'appeler : *syphilide pigmentaire marmoréenne* (marmoraceous pigmentary syphilide). Maireau la décrit aussi.

De son côté M. Fournier, qui a observé cet aspect une fois, mais siégeant sur le visage, la nuque et le dos, en a fait une forme de mélanodermie atypique.

Infiniment plus souvent, les traînées ou marbrures primordiales en s'accentuant et en brunissant augmentent aussi plus ou moins vite d'étendue. Elles gardent leurs contours irréguliers déchiquetés et s'étendent dans un sens plus que dans l'autre avec une direction transversale ou légèrement oblique.

Rapidement elles se rejoignent, deviennent contiguës en certains points, confluentes en d'autres. « On les voit alors s'entre-croiser, s'enchevêtrer, décrire de la sorte des festons irréguliers, et constituer finalement un véritable *réseau*, dont les mailles enclavent des îlots de téguments sains (Fournier). »

Ainsi se trouve constitué le type classique réticulaire, à mailles plus ou moins larges, représentées par autant de taches claires où le tissu est en apparence absolument normal.

Il y a cependant, comme nous l'avons dit, une autre façon d'y arriver, que la pigmentation du cou adopte dans certains cas beaucoup moins fréquents. On voit alors apparaître une hyperchromie diffuse assez légère, en nappe continue et plus ou moins circonscrite à une partie de la région cervicale. Quelquefois cependant elle est étendue à tout le tour et toute la hauteur du cou. Elle peut rester ainsi indéfiniment et rentre alors dans la catégorie des mélanodermies atypiques de M. Fournier, dans lesquelles, du reste, cet auteur l'a rangée à propos d'un cas observé chez un homme. Ce n'est en somme que, siégeant au cou, l'analogue de toute autre pigmentation syphilitique primitive.

Mais à un moment donné peuvent survenir sur le fond coloré quelques taches rondes plus claires d'où le pigment semble se retirer. Petites et disséminées çà et là, elles donnent un nouvel aspect à la lésion. M. Fournier appelle cela la *variété à lunules* de la syphilide pigmentaire. Il ne l'a pas observée aussi souvent que la variété en dentelle.

Mais les lunules ne conservent pas toujours définitivement leur diamètre réduit de 3 à 5 millimètres. Quelquefois elles s'accroissent petit à petit en se dépigmentant du centre vers la périphérie. Et au fur et à mesure qu'elles augmentent d'étendue, les parties pigmentées se réduisent et les travées qui les séparent s'amincissent jusqu'à former une trame lâche comme dans les cas où le pigment adopte d'emblée cet aspect. En somme, à l'inverse du premier procédé, où l'extension des traînées pigmentées arrivait à former les îlots, ici les taches claires par leur agrandissement forment des mailles dans le fond hyperchromié et le réseau se trouve ainsi constitué d'une manière passive.

Il va sans dire que la pigmentation peut avoir gagné en intensité, mais en respectant la réduction progressive que lui impose l'accroissement des lunules. Taylor a très bien vu ce processus qu'il a considéré comme le seul pouvant être rapporté à la syphilide pigmentaire en dentelle. Il attribue la formation des taches à des modifications leucodermiques, mais il ne comprend pas que l'on ait pu soutenir qu'elles étaient toujours secondaires à une autre éruption syphilitique.

Saintin et après lui Doyon ont aussi décrit la formation de la syphilide réticulaire du cou de cette façon, qu'ils considéraient même comme étant la plus commune.

Doyon pense que le mode d'apparition spontanée de Barthélemy et Balzer est loin d'être généralisable. Voici comment il décrit les choses : Il se formerait en premier lieu une sorte d'hyperpigmentation de la peau. Sur ce apparaissent des taches noires ; autour des taches noires se développent des aréoles blanches qui gagnent en étendue et finissent en certains endroits par ne plus laisser que des points noirs et des aréoles. C'est ainsi qu'on arrive à la syphilide pigmentaire aréolaire classique.

Hjelmann partage cette manière de voir. Seulement il admet la formation de taches dépigmentées sur le fond hyperchromié, indépendamment de toute efflorescence, même des points noirs.

Par contre une leucodermie pure est, pour lui, en connexion avec un exanthème. Dans les deux cas, Hjelmann croit à un processus secondaire post-inflammatoire, qui aboutirait à une disparition plus ou moins complète du pigment.

Faut-il admettre cette opinion ou bien, au contraire, comme le veulent les auteurs français, la peau formant les îlots ou taches claires est-elle réellement et toujours saine ? C'est-à-dire, sa pigmentation, qui seule doit nous arrêter pour le moment, est-elle normale ? Et son apparence vitiligineuse n'est-elle qu'une illusion d'optique ? M. Fournier croit l'avoir prouvé expérimentalement. Tout le monde connaît la façon de s'y prendre que recommande ce maître, pour éviter le contraste des deux teintes contiguës et nous ne la reproduirons plus. Mais d'après M. Hallopeau cela ne suffit pas, car la peau du cou étant normalement plus pigmentée que celle du reste du corps, une teinte identique à celle d'une région voisine, sera pour la région cervicale une achromie. Du reste M. Hallopeau invoque cette hyperchromie normale comme cause de ce que la roséole qui, selon lui, précède les taches blanches, passe inaperçue. Maireau a émis l'avis plus réservé que certaines plaques seulement pouvaient être achromiques. Rappelons qu'à l'étranger les auteurs sont presque unanimes à faire de cette achromie la caractéristique de l'affection, voire même sa condition première. Il serait certainement téméraire si toutefois possible de trancher la question exclusivement dans un sens ou dans l'autre.

Nous croyons qu'il faut avec Maireau, laisser une part de vérité égale aux deux opinions et leur attribuer toute leur valeur, dans les cas spéciaux et vraisemblablement opposés, auxquels elles se rapportent.

Nous verrons, au chapitre de la pathogénie, si anatomiquement ces faits sont soutenables, mais *a priori* on peut concevoir que l'aspect auquel aboutit la formation réticulaire, pouvant cependant relever d'un mécanisme invariable, n'est pas le même, qu'il s'agisse d'une peau fine, très blanche, translucide, pour ainsi dire anémique, ou qu'il s'agisse au contraire d'une peau rude, sanguine, et normalement hyperpigmentée.

Toute pigmentation physiologique doit fatalement disparaître, lorsque se modifient les conditions d'innervation et d'irrigation, qui sont indispensables à son maintien.

Témoin le défaut de coloration des tissus cicatriciels.

Témoin aussi ce fait reconnu depuis des temps reculés, que la coloration des nègres pâlit dans une certaine mesure lorsque les individus de cette race sont transportés sous nos latitudes.

La syphilis est une cause certaine de pareilles modifications. Mais dans une peau presque dépourvue de pigment, une achromie, si tant est qu'elle puisse se présenter et entrer en ligne de compte, ne se révélera jamais à l'œil du clinicien.

Or la clinique pure justifie d'une façon très satisfaisante notre raisonnement. Les auteurs français qui n'ont jamais voulu voir une achromie dans les taches blanches de la syphilide réticulaire, faisaient justement de cette lésion telle qu'ils la concevaient, l'apanage des peaux délicates et blanches (Hardy, Pillon, Fournier, etc.). Dans les faits d'ordre opposé, nous voyons les observations de taches vitiligineuses se rapporter en général à des individus normalement très colorés comme les Kabyles (Ray et Chalançon, Gémy et Raynaud), et la dépigmentation être soutenue surtout par ceux-là même qui ont vu la syphilide pigmentaire plus souvent chez des personnes brunes (Neisser, Atkinson).

Le siège de la syphilide pigmentaire est, comme nous

l'avons. vu, le cou (d'où la dénomination de *syphilide cervicale* créée par Gintrac), mais dans bien des cas, la lésion ne s'y cantonne pas. Elle s'étend assez vite aux épaules, à la poitrine, aux membres supérieurs, et quelquefois même plus bas.

Il n'y a pas là à vrai dire une propagation, en faveur de laquelle on ne trouverait à invoquer aucune raison plausible.

Il n'en est que plus singulier de voir l'affection gagner de proche en proche ; comme si le fait qu'un territoire soit atteint, avait une influence sur l'état des territoires immédiatement voisins.

La syphilide pigmentaire peut en outre apparaître simultanément sur plusieurs points en dehors du cou, ou même simplement ailleurs que là. On a vu quelques cas exceptionnels où elle était généralisée. Il n'y a toutefois pas d'observations de syphilide en dentelle typique si ce n'est un cas de M. Fournier et un autre de M. Hudelo, mais seulement des mélanodermies d'aspect varié, ayant fait leur apparition avant le reticulum du cou ou en même temps que lui.

Il est à noter en outre que les individus sur lesquels on a observé la syphilide pigmentaire généralisée étaient presque toujours atteints de nombreux autres accidents. On peut alors se demander s'il s'agissait véritablement de syphilide pigmentaire généralisée ou concurremment de pigmentations primitives au cou et secondaires sur le reste du tronc. Cela n'est pas inadmissible. D'autant plus que sur le cou seul on a vu quelquefois coexister des lésions dyschromiques primitives et secondaires. MM. Fournier et Haury en ont présenté un cas à la Société de dermatologie.

Dans les cas publiés à l'étranger sous le nom de leuco-dermie généralisée, il ne s'agissait, manifestement et de l'aveu même de leurs auteurs, il faut le dire, que de lésions dyschromiques secondaires, pour ce qui concernait le tronc et les membres tout au moins. Aussi est-il permis de supposer que c'est la raison pour laquelle la syphilide pigmentaire primitive a été niée.

Un autre argument à élever en faveur de l'hypothèse d'une coexistence de pigmentations primitives au cou et secondaires sur le reste du tronc, est tout trouvé dans ce fait, que les éruptions secondaires épargnent généra-lement la région cervicale. Si donc l'apparition de la syphilide pigmentaire généralisée se fait en dehors d'une de ces éruptions, il est encore admissible que sur les parties du corps, autres que le cou, cette dyschromie soit due à la persistance des lésions histologiques d'élé-ments éruptifs l'ayant précédée. -

Une fois entièrement développée, telle qu'on la décrit généralement, la syphilide réticulaire du cou ne se modifie plus jusqu'au moment où elle commence à disparaître.

Elle ne s'accompagne d'aucun trouble subjectif qui puisse relever exclusivement de sa présence. Les malades ne ressentent ni douleur ni prurit. Vidal avait signalé, après avoir exploré des plaques pigmentées à l'aide du compas de Weber, une notable diminution de la sensibilité. Il est très probable que cette anesthésie n'était qu'un stig-mate de névrose car les auteurs n'en ont guère reparlé si ce n'est pour constater le réveil d'une hystérie latente sous l'influence de l'infection.

Le déclin de la syphilide pigmentaire s'annonce par une tendance de la teinte foncée à s'uniformiser. La distribution vicieuse cesse donc la première et l'hyper-pigmentation rétrograde bientôt après. De cette façon, avant que tout le pigment anormal ait été repris par la circulation, la lésion peut-être redevenue inappréciable grâce à une hyperchromie légère que subissent les taches blanches. C'est en considération de ce phénomène que Neisser disait que les taches dépigmentées n'étaient bien nettes que lorsque la syphilide pigmentaire était encore en voie de développement.

La décoloration une fois commencée ne s'arrête plus guère, mais elle se fait avec une lenteur extrême ; aussi l'affection se prolonge-t-elle d'une façon exaspérante.

Tous les auteurs attribuent à la syphilide pigmentaire une durée démesurément longue, ne visant en cela que la manifestation objective et nullement le processus morbide qui peut être arrêté dès que l'affection a acquis tout son développement, c'est-à-dire dès le premier mois, lorsque le réseau caractéristique est formée. La vraie cause de la prolongation indéfinie de l'affection, sont les modifications régressives, que la nutrition doit imprimer aux tissus dépositaires de granulations pigmentaires, pour arriver à la disparition de ces dernières. Or, la nutrition étant ici ralentie dans une certaine mesure, ces modifi-cations tarderont plus ou moins à avoir lieu. On voit alors des syphilides pigmentaires persister pendant des mois et des années, au bas mot un à deux ans, voire trois ans selon M. Fournier (1), sans addition de phénomènes nouveaux. Il ne s'agit évidemment pas, dans ces conditions, d'une lésion active, mais simplement d'un trouble trophique qui en est le reliquat, le vestige.

(1) Fiweïski en aurait vu une durer sept ans.

ETIOLOGIE

Pillon assigne à la syphilide pigmentaire le déclin
de la roséole pour époque d'apparition. C'est donc à partir
du deuxième mois de l'infection que l'on peut déjà l'observer. Mais cette date n'a rien de fixe et les classiques
la font osciller entre des limites assez distantes (du
deuxième au douzième mois pour Hardy).

Tout ce qu'on peut dire, c'est que la syphilide pigmentaire se voit surtout au courant de la première
année, c'est-à-dire au moment des éruptions secondaires.

Est-elle pour cela une manifestation de la période secondaire exclusivement? On est porté à le croire, rien
qu'en se basant sur les nombreuses observations qui
tendent à en faire foi.

Elle peut être évidemment tardive, mais l'impossibi-
lité dans laquelle on est de savoir jusqu'où s'étend la
période secondaire, permet encore dans ce cas, de ne
pas la distraire du groupe de manifestations propres à
cette période. On a cherché alors à la rattacher à une
roséole de retour.

Schwimmer en a observé un cas au cours de la cinquième année. Ce fait est resté unique jusqu'à présent.

M. Fournier donne la syphilide pigmentaire comme exceptionnelle au-delà de la deuxième année.

La syphilide réticulaire semble être l'apanage de la syphilis acquise, à tel titre que Rillé de Vienne, ayant examiné un enfant de dix-huit mois, atteint d'une leucodermie très étendue, put encore y reconnaître une manifestation de syphilis acquise, grâce à la présence de plaques muqueuses et surtout à l'âge auquel le tout débutait.

Une observation de Gémy, rapportant un cas de syphilide pigmentaire, première manifestation d'une syphilis héréditaire tardive, n'est pas du tout probante. Il s'agissait d'un enfant de neuf ans, ayant eu la variole à l'âge de six ans. Or le début de la syphilide en question remontait justement à cette époque. Il se peut donc très bien qu'une contamination, au moment de l'éruption variolique, ait passé inaperçue, ses premières lésions ayant été masquées ou attribuées à la variole. L'hérédité peut ici être mise en doute et si même il fallait l'admettre, rien n'empêcherait de croire que les pigmentations présentées par ce malade ne fussent consécutives à une éruption, comme leur forme particulière tendrait à le prouver.

L'apparition d'une syphilide réticulaire du cou ne témoigne nullement d'une gravité particulière de l'infection syphilitique. Il ne peut même être établi aucun rapport entre l'évolution de la lésion dyschromique et le degré de virulence de la syphilis à son origine.

Pour M. Fournier, presque toujours la syphilide pigmentaire se produit au cours de syphilis ou moyennes ou bénignes. Cela est peut-être très vrai pour le moment précis où elle fait son apparition. Mais comme on ne peut tirer aucun pronostic de la qualité des premiers accidents de la syphilis, pour ce que cette maladie même bénigne, deviendra ultérieurement, cette constatation n'a pas l'intérêt qu'aurait toute proposition, établissant un rapport entre l'existence et l'évolution d'une syphilide réticulaire d'une part, et l'état de l'individu qui en est porteur d'autre part. Or s'il est certain que la syphilide pigmentaire peut se produire chez des sujets en apparence bien portants et même vigoureux, il n'en est pas moins vrai que la syphilis est suffisamment débilitante, ne serait-ce qu'à la faveur de l'anémie secondaire, pour que la persistance d'une dyschromie tôt apparue, où rien que l'apparition de cette lésion à une époque plus avancée puisse témoigner d'altérations plus ou moins profondes des fonctions organiques. Et alors l'opinion de Hardy, selon laquelle la persistance de la syphilide pigmentaire pourrait servir à mesurer l'intensité de la syphilis latente, conserve, quoiqu'en ait dit Bazin, une valeur considérable.

La syphilis, en effet, ouvre la porte à une foule d'influences pathologiques, auxquelles l'organisme eût pu résister si elle ne l'avait mis en état d'infériorité.

D'autre part il est constant que sa malignité s'accroît d'autant plus que se surajoutent les actions d'autres causes morbifiques et Bazin soutenait que ces actions justement étaient les facteurs indispensables à la production de la syphilide pigmentaire. Il donnait ainsi une confirmation indirecte à la théorie de Hardy qu'il combattait d'autre part.

Si la syphilide pigmentaire persistante peut fournir un signe de syphilis sérieuse, c'est parce qu'elle paraît indiquer un affaiblissement progressif de la résistance de l'organisme, sur lequel sévit la maladie. Et la gravité de la syphilis ne sera que fonction de cet affaiblissement, de cette consomption, au même titre que la syphilide pigmentaire.

La pigmentation réticulaire, comme toute autre dyschromie, ne peut donc être due à l'action du virus et de la toxine syphilitique seule, cet agent en étant toutefois la cause déterminante. Il faut, avec Bazin, reconnaître l'intervention d'un certain nombre de causes prédisposantes et adjuvantes. C'est pourquoi nous entreprendrons maintenant l'étude de l'individu.

Il s'agit généralement de femmes au-dessous de vingt-cinq ans et tous les auteurs s'accordent à considérer la syphilide pigmentaire comme infiniment plus fréquente au cours de syphilis jeunes que dans celles qui débutent à un âge plus avancé (1). C'est entre dix-sept et vingt-six ans que Maireau, dans une statistique, place son maximum de fréquence. Y a-t-il une cause à cela ?

Doyon n'y voit qu'une conséquence du chiffre relativement bien plus élevé des contaminations à cet âge.

Mais cela ne suffit pas et d'autres raisons plus sérieu-

(1) Neisser dit en avoir vu un cas chez une femme de cinquante-huit ans.

ses doivent être tirées de l'anatomie et de la physiologie pathologiques.

Dès 1822 Heusinger a émis cette loi que *la quantité
de pigment dans l'épiderme est en général proportion-
nelle à la fonctionnalité des organes génitaux.* Il s'agit
bien entendu de la pigmentation normale de la peau.
Mais n'est-il pas rationnel de concevoir que c'est au
moment où une fonction organique s'exerce avec le plus
d'activité, qu'elle est aussi le plus exposée à subir des
viciations, des déviations de la voie normale, bref des
désordres de nature variée?

On comprend donc aisément qu'une surproduction
de pigment est bien plus naturelle chez une personne
jeune, en pleine activité de la vie génitale. On comprend
aussi que l'influence des organes génitaux sur la pigmentation, ne se borne pas au terrain de la physiologie
normale, mais se retrouve avec une évidence remarquable en pathologie. Le chloasma utérin, la pigmentation excessive des aréoles des mamelons et de la ligne
blanche chez les femmes enceintes et celles qui sont
atteintes d'affections utérines en général, sont des preuves de cette influence.

L'état des organes génitaux internes chez les personnes présentant une syphilide pigmentaire, doit donc
être pris en considération d'autant plus que la période
de suractivité de la vie génitale, comprise entre dix-
sept et vingt-six ans, expose à d'autres contaminations
que celle due à la syphilis.

La blennorrhagie qui est au moins aussi fréquente que

la syphilis, les infections liées à la puerpéralité, sont le fléau des organes génitaux internes de la femme.

Il devient alors intéressant de constater, comme nous l'avons fait à l'hôpital Broca, et nos observations en témoignent, que plus de la moitié des femmes ayant une syphilide pigmentaire, sont en même temps que syphilitiques, atteintes de métrite blennorrhagique ou autre. On relève pour le moins dans les antécédents de ces femmes, une ou plusieurs grossesses avec masque (v. observations IV et V).

L'observation rapportée par MM. Fournier et Dominici nous présente un exemple frappant de cet enchaînement : Chez une femme syphilitique de vieille date, une pigmentation réticulée du cou n'était, au dire de la malade, que le reliquat et la transformation d'un masque, ayant accompagné une grossesse, quelque trente ans auparavant. Cette femme avait eu trois autres grossesses.

Dans un autre cas, observé par M. Barthélémy, une véritable mélanodermie généralisée était apparue au cours du deuxième mois d'une grossesse chez une jeune femme blonde, d'aspect bien portante. Sur un fond d'hyperpigmentation considérable se détachaient des espaces blancs, ovalaires, de dimensions inégales, çà et là disséminés au hasard et allant de la largeur d'un pois à celle d'une pièce de deux francs.

Cette malade a accouché à sept mois et demi d'un macéré.

Le père est syphilitique avéré, mais la femme n'a jamais eu la moindre manifestation syphilitique ni générale ni locale. Il est certainement très plausible de considérer cette mélanodermie, qui reproduit si bien l'aspec de la syphilide réticulaire commune, comme le premier et unique symptôme d'une syphilis conceptionnelle.

Le fait que la malade ait présenté le masque de la grossesse, n'est pas une objection à soulever contre l'hypothèse d'une infection, car on ne voit d'abord guère de mélanodermies gravidiques généralisées, et puis le masque de la grossesse se voit très souvent en dehors de cet état, surtout chez des syphilitiques. M. Fournier, dans son traité, en cite un cas fort curieux.

La proposition inverse est encore soutenable et sans prétendre que l'association de la syphilis avec une affection utérine expose fatalement les femmes qui en sont affligées à la syphilide pigmentaire, nous croyons pouvoir affirmer qu'il est rare que de pareilles malades ne présentent à un moment donné une hyperchromie plus ou moins étendue. Il ne s'agit évidemment pas là d'une simple coïncidence. Nous croyons même que cela peut expliquer jusqu'à un certain point ce fait dûment constaté, que la syphilide réticulaire est infiniment plus fréquente chez la femme que chez l'homme ; dix femmes contre un homme approximativement (Neïsser, Riehl, de Maïeff).

Les organes génitaux internes ne sont pas les seuls dont les affections paraissent jouer un rôle, dans la production de la syphilide pigmentaire, au moins chez la femme. Les reins sont eux aussi en cause quelquefois et l'insuffisance de la dépuration urinaire, dont une albuminurie témoigne le plus souvent, est certainement un facteur puissant, ne serait-ce que par l'accumulation d'une toxine syphilitique encore malheureusement inconnue (v. observations VI, XXVII).

Nous ne citerons que pour mémoire d'autres organes incriminés. Telles sont les capsules surrénales, auxquelles Jullien a attribué une influence prédominante dans le processus mélanogène. La couche corticale de ces organes n'étant qu'un amas de follicules lymphatiques, serait atteinte comme tous les organes le sont à la période virulente de la syphilis. Il reste à en faire la preuve anatomique.

M. Mauriac croit cependant que cette hypothèse est justifiée, et selon lui, non seulement les capsules surrénales, mais aussi, et au même titre le corps thyroïde peut être suspecté. Ne sont-ils pas, ces organes, les plus fréquemment en rapport dans leurs états pathologiques, avec des troubles de la pigmentation ?

A cet égard faisons remarquer que parmi nos malades, nous avons trouvé un cas de goître simple. Nous n'osons pas insister autrement (v. observation III).

Il ne s'agit jusqu'ici que d'affections localisées, sans préjudice du retentissement qu'elles peuvent avoir sur l'économie entière. Mais ce qui incontestablement doit, ici comme dans toute manifestation d'un désordre fonctionnel complexe, occuper la première place parmi les causes occasionnelles, c'est l'état général de l'individu, qu'il s'agisse d'une diathèse, d'une toxi-infection concomitante, ou d'une simple tare constitutionnelle. Et cela ne veut pas dire, qu'à l'encontre des idées classiques, nous voulions subordonner la syphilide pigmentaire uniquement à un état cachectique spécifique !

Evidemment, nous le répétons, au moment de son apparition, le sujet peut être en parfaite santé à première vue. Mais pour peu que l'on ait affaire à une malade ayant une syphilide pigmentaire ancienne, ou que l'on revoit une de ces malades, quelques mois après avoir constaté une syphilide pigmentaire relativement récente, on la trouvera généralement dans un état de santé assez compromis, soit par une syphilis excessivement active, à poussées multiples et variées, soit par une rapide débilitation de cause vague.

C'est ainsi que dans certains cas, la syphilide pigmentaire se voit en même temps que des papules squameuses, ulcéreuses, tuberculeuses, ou autres lésions graves, ostéïtes, gommes, etc. (v. observ. XV, XVI, XIX).

Mais son apparition dans ces cas est la première en date, de sorte que toute idée de pigmentation secondaire peut être écartée.

D'autres fois, les accidents cutanés sont bénins. La maigreur, l'anémie et une nervosité extrême seules, étant alors les preuves, et des preuves suffisantes, d'une profonde imprégnation par le virus spécifique, sinon de la déchéance de l'organisme, sous l'influence de toutes autres causes surajoutées (v. observ. II, III, V, VI, VII, XI, XXIX).

On voit alors bientôt des pigmentations persistantes succéder à la moindre efflorescence et les malades présenter, en même temps qu'une syphilide réticulaire du cou, des mélanodermies de types divers. Or ces dernières sont incontestablement les analogues de celles que provoquent les cachexies : tuberculeuse, diabétique, paludique etc. Bien plus la tuberculose à elle seule, est susceptible, de l'aveu même de M. Fournier, de se traduire par une pigmentation réticulaire du cou.

Cet auteur en a cité un cas. Il y en a deux autres de M. Thibierge et de M. A. Laurent.

La chlorose vraie a fourni aussi deux observations à M. Chauffard et une autre à MM. Spillmann et Etienne.

L'association de la tuberculose ou de la chlorose à la syphilis se rencontre assez fréquemment chez les sujets qui ont une syphilide pigmentaire. Il y a donc bien des arguments en faveur de l'hypothèse, que dans la syphilis aussi, il s'agit d'altérations élémentaires profondes, mais encore latentes et dont la pigmentation réticulaire cervicale ne serait qu'un indice de la première heure.

A l'origine il ne s'agit pas nécessairement, à proprement parler, d'une cachexie et à plus forte raison pas d'une cachexie syphilitique, la syphilide pigmentaire étant presque toujours un accident précoce. Néanmoins cette précocité même d'une lésion sérieuse, sa persistance prolongée et son extension, fera redouter l'imminence de la déchéance rapide de l'organisme, car pour nous elle dénote une infériorité de la résistance à la maladie. Cette infériorité peut du reste n'être due souvent qu'à une diathèse, un trouble de la nutrition, une tarre constitutionnelle. Que de femmes porteuses d'un collier de Vénus, sont mal développées, kératosiques, ichtyosiques, etc. (v. obs. XII, XIII, XVI, etc.).

Le surmenage physique doit certainement être aussi mis en cause (Observation de Malherbe.)

Les causes extérieures ne sont pas sans action dans la production de la syphilide pigmentaire et leur intervention est pour quelque chose dans sa localisation au moins.

Finger a insisté sur le rapport qui existe entre l'irritation de la peau et le développement des exanthèmes syphilitiques. Le frottement du col n'est pas sans importance au cou. En outre les mouvements étendus et fréquents auxquels la peau de cette région est soumise et, partant, les froissements qui s'y produisent constamment, nous semblent devoir jouer le même rôle.

On voit dans une de nos observations, une syphilide pigmentaire étendue au tronc, coïncider avec une gale datant d'un certain temps. Des lésions de grattage intenses se détachent sur les pigmentations zébrant les diverses régions. Il n'y a vraiment pas de doute possible, que le grattage n'ait eu une certaine influence sur l'extension et la topographie de la mélanodermie. Le parasitisme ne peut être incriminé seul dans ce cas, vu que les pigmentations qui l'accompagnent fort souvent sont dues à l'état de misère physiologique sur lequel il se greffe, et nous ne trouvons pas cet état chez le sujet de notre observation.

Neisser a incriminé la chaleur radiante dans certains cas et pour d'autres régions que le cou, ce qui ne laisse pas que d'être judicieux. On trouve en effet des phénomènes d'une analogie frappante ailleurs que dans la syphilis.

L'érythème pigmenté réticulaire, décrit si bien par Balzer et Griffon et qui s'observe couramment chez les personnes usant depuis longtemps de chaufferettes, est dans cet ordre de faits, un exemple remarquable de l'action de la chaleur.

Ehrmann a récemment rapporté des observations où il exprime la même manière de voir. Les rayons caloriques, l'air atmosphérique et le frottement des vêtements, ont pour lui une influence indéniable.

Il faut donc compter avec les irritations extérieures.

ANATOMIE PATHOLOGIQUE — PATHOGÉNIE

Pour arriver à entrevoir quel peut être exactement le
mécanisme de la syphilide pigmentaire, il y a à considérer séparément, au point de vue des phénomènes
auxquels ils sont vraisemblablement subordonnés, les
deux caractères essentiels de l'affection : la production
anormale de pigment et sa distribution vicieuse. Voyons
d'abord ce que révèle le microscope.

Ce sont : par places des infiltrations constituées de
petits blocs jaunâtres et occupant la couche génératrice
du corps muqueux de Malpighi et le derme papillaire.
Les blocs jaunes sont eux-mêmes de fines granulations
pigmentaires agglomérées, soit entre les cellules de la
couche génératrice et quelquefois entre celles des couches plus superficielles, soit comme à l'état normal,
mais alors en bien plus grand nombre, à l'intérieur de
ces cellules. Quant au derme, on y voit, particulièrement au niveau des papilles et même plus profondément,
selon Frattali, de petits amas de pigment, accolés à des
éléments semblables aux leucocytes, ou à l'intérieur et

autour du noyau de certains de ces éléments, plus gros et de formes variables, ronds ou polygonaux.

Il y a donc à noter en premier lieu une surabondance réelle de pigment, communiquant aux zones qui en sont le siège la teinte foncée, appréciable à l'œil nu. Mais ce qui est plus important, c'est l'infiltration d'éléments embryonnaires plus ou moins intense, qui se voit autour des anses vasculaires des papilles et du réseau sous-papillaire. On y voit aussi, en outre, des éléments ressemblant aux cellules fixes du tissu conjonctif et de nombreuses cellules migratrices. Tous ces éléments sont remplis de granulations pigmentaires.

Il y a enfin une lésion d'une valeur incontestablement capitale et surtout significative, c'est une vascularite d'une intensité variable, portant sur la plupart des artérioles et des veinules contenues dans le derme sous-papillaire.

Ce fait entrevu par Saintin, qui basa là-dessus l'hypothèse d'une dermite syphilitique, fut dûment constaté par Bockhart et confirmé par de Maïeff, Hjelmann, etc.

Les parois des petits vaisseaux sont sclérosées et épaissies du triple ou du quadruple. L'endothelium est hypertrophié jusqu'à oblitérer par places la lumière du vaisseau. Ses cellules tuméfiées sont pour la plupart farcies de fines granulations.

De même l'adventice contient par endroits des cellules pigmentées.

Bockhart a vu des coagulations fibrineuses siéger

dans beaucoup d'artérioles et veinules du réseau sous-papillaire.

Ces thrombus étaient entourés d'une quantité relativement considérable de pigment brun ou rougeâtre. Les vaisseaux oblitérés étaient eux-mêmes presque tous entourés d'un dépôt de cristaux d'hématoïdine, communiquant aux tissus, dans les interstices desquels ils étaient logés, une coloration jaune intense. Des dépôts de pigment se trouvaient aussi, mais en bien plus petit nombre, autour des vaisseaux non-oblitérés. Ces dépôts de pigment proviennent de globules rouges émigrés, dont on reconnait ça et là le stroma altéré.

Quoique ces constatations de Bockhart n'aient porté que sur un seul cas, elles nous paraissent d'une importance considérable. Il peut en être déduit que la formation du pigment se fait, comme à l'état normal, sur place et notamment dans le derme papillaire. Il y a donc ici une mélanodermie autogène et non pas passive, c'est-à-dire consécutive à une mélanémie. On n'a du reste jamais trouvé cette dernière dans la syphilis.

La formation de la substance pigmentaire a lieu, d'après Ehrmann, dans le protoplasma d'éléments spéciaux qui entourent les vaisseaux sanguins. Ces éléments, qu'il a appelés *mélanoblastes*, seraient considérablement multipliés et hypertrophiés dans la syphilide pigmentaire et la production du pigment ne dépendrait que de leur nombre, de leur vitalité, de leurs troubles fonctionnels ou de leur absence.

C'est possible, mais cela ne suffit pas à expliquer la mélanodermie car on ne peut admettre que la présence

extraordinaire d'un nombre considérable de mélanot
blastes autour des vaisseaux du derme soit un phénomène spontané.

Il faut. supposer en première ligne, un apport de
matériaux sanguins, notamment d'hémoglobine, en
quantité inaccoutumée.

On sait en effet que c'est l'hémoglobine, provenant de
la destruction partielle ou totale des globules rouges, qui
fournit la mélanine. Or comme il y a des cas, où, de
l'aveu d'Ehrmann même, on n'observe cliniquement à
aucun moment, d'hyperhémie et que l'examen histologique ne décèle pas un nombre assez important de globules rouges émigrés, force est d'admettre que les
hématies abandonnent leur matière colorante à l'intérieur même des vaisseaux.

Ce fait témoigne d'une diminution de la résistance
globulaire et nous ne voyons pas d'objection à faire à
cette manière de voir.

La toxi-infection syphilitique n'est-elle pas en effet,
pareille en cela au paludisme, éminemment cytolytique ?
Cette force destructrice élective ne se manifeste-t-elle
pas d'une façon frappante dans l'hémoglobinurie symptomatique ?

Elle est favorisée singulièrement par la diminution
des chlorures du sang, constante à la période secondaire de la syphilis, et Valerio l'a prouvé expérimentalement.

Le processus déshémoglobinisant nous semble du
reste être le même dans la genèse de la syphilide pigmentaire, que dans l'hémoglobinurie, à cette différence

près que dans la deuxième, en même temps qu'une destruction en masse d'un grand nombre de globules rouges, il y a aussi une élimination en masse et rapide des déchets. Dans la première au contraire, la cytolyse doit être lente et assez limitée et ce sont là deux conditions qui président au dépôt de la matière colorante dans les tissus. Mais leur rôle n'est que de seconde main. Il faut autre chose qui détermine la localisation dans le derme et c'est sans nul doute l'altération de l'endothélium vasculaire, qui est le phénomène initial.

C'est cette lésion qui commande tout le processus mélanodermique, la stase, la transfusion de la matière colorante et peut-être aussi la diapédèse exagérée et l'infiltration leucocytaire.

On la retrouve dans le mécanisme de bien d'autres pigmentations anormales, par exemple dans celles qui succèdent aux ulcères variqueux. Balzer et Griffon mettent aussi catégoriquement en cause l'altération des vaisseaux superficiels du derme dans l'érythème pigmenté réticulaire qu'ils ont décrit, affection qui a tant de points communs avec la syphilide pigmentaire.

La vascularité seule n'est toutefois que l'élément mécanique du processus mélanosant, l'élément chimique avec lequel il faut compter aussi, étant représenté par la désintégration des hématies et la transformation de l'hémoglobine en pigment.

Nous admettrons avec Ehrmann que cette élaboration est un résultat du processus vital des mélanoblastes et qu'il n'y a pas de formation de pigment extra-cellulaire.

Que le transport et la distribution du pigment se fassent
ultérieurement par voie de migration, ou par le courant
protoplasmique, que pour la circonstance, le nombre des
mélanoblastes soit considérablement augmenté à un moment et réduit à un autre, tout cela ne présente en l'espèce qu'un intérêt secondaire. Ce qu'il importe de
rechercher avant tout, ce sont les causes probables que
reconnaissent les deux éléments primordiaux que nous
avons considérés déjà : l'endovascularite oblitérante et
la désintégration des hématies.

Que faut-il voir dans cette endovascularite avec péri-
vascularite, thrombose et sclérose des parois ? Nous
n'hésiterons pas à le dire : c'est le cachet de la syphilis.

C'est une conséquence de plus de la prédilection du
virus ou de la toxine syphilitique pour les petits vaisseaux et l'action de cet agent morbifique est ici certainement directe, le sang lui servant de véhicule. Son
taux est, on le sait bien, considérable dans le sang de
la période secondaire, à l'époque d'apparition de la
syphilide pigmentaire, par rapport à ce qu'il est plus
tard. Il est donc fatal de prévoir que ces lésions vasculaires doivent être communes à d'autres manifestations
de la période secondaire. Et ce sont en effet absolument
les mêmes altérations que celles que Biesiadecki et Kaposi
ont décrites dans la syphilide maculeuse; ce sont, à
quelques détails près, des altérations pareilles à celles
qu'on trouve dans la syphilide papuleuse. La conclusion
de ce fait, s'impose d'elle-même.

Le phénomène initial de la syphilide pigmentaire est
celui qui marque le début de tout processus éruptif

secondaire en général. Mais le résultat final ne se traduit pas en clinique, dans tous les cas de la même façon. L'hyperhémie qui caractérise la roséole et la saillie des éléments qui s'y joint dans les papules, sont absents dans la syphilide pigmentaire.

Les raisons en sont assez faciles à trouver.

Pour ce qui est de l'hyperhémie, l'intervention de l'élément chimique explique suffisamment son absence. Elle est empêchée par la destruction hâtive des hématies, que facilite la diminution de résistance de ceux-ci et qui aboutit à la pigmentation de la façon que nous avons vue.

Quant à l'absence de toute saillie appréciable, elle doit être attribuée à l'absence de vaisseaux néoformés et surtout à celle de leucocytes isolés entre les cellules épidermiques.

Enfin il y a à cela une autre cause probable : c'est la destruction puissante de leucocytes pigmentifères, que semble indiquer la présence de grains de pigment libres dans les interstices des tissus.

Voyons maintenant si la désintégration globulaire est, elle aussi, la manifestation évidente d'une action directe des produits syphilitiques.

Les modifications que la syphilis imprime au sang portent premièrement sur son alcalinité et particulièrement sur sa richesse en chlorures. En second lieu et comme conséquence des modifications quantitatives ou qualitatives portant sur les hématies vient une hypoglobulie et une diminution du taux de l'hémoglobine. Accessoirement enfin il y a une leucocytose plus ou moins notable. Or les éléments que nous avons vu entrer dans la constitution de la syphilide pigmentaire, sont précisément les produits d'une pareille dyscrasie.

Mais cette dyscrasie n'a rien de spécifique et se retrouve avec presque les mêmes formules hématologiques dans bien d'autres infections. Qu'elle puisse relever de la syphilis seule et non de causes étrangères accidentellement surajoutés, c'est tout à fait incontestable.

Pour cela toutefois, elle n'est pas un signe de syphilis pas plus que la désintégration globulaire.

C'est ici que nous croyons pouvoir faire intervenir l'altération de certains organes, que nous avons vue au chapitre de l'étiologie, si fréquente. Ce sont ces organes que l'agent spécifique toucherait directement et leur réaction aux effets de cet agent serait la même que pour toute autre cause morbifique du même ordre, en l'espèce la fabrication de poisons mélanogènes. Dans l'élément chimique du processus mélanodermique, il ne faut donc voir qu'une action indirecte du poison syphilitique.

Quoiqu'il en soit, et nous le répétons, la désintégration globulaire est, au même titre que la vascularite dermique, une condition essentielle de la première phase des syphilides pigmentaires. Mais si, ici, ces deux phénomènes se trouvent fortuitement réunis, ils peuvent ailleurs exister séparément, ce qui prouve qu'il n'y a entre eux aucune relation de cause à effet. Il n'en est pas de même de l'extravasation des matériaux colorants, qui, elle, est au moins singulièrement facilitée par la thrombose et la stase consécutive.

Voila, à notre avis, en quoi consiste l'hyperchromie syphilitique la plus simple.

Examinons maintenant le processus de la distribution vicieuse du pigment, qui aboutit à la formation réticulaire. Voici ce que M. Darier nous dit à ce sujet :

La peau est divisée en territoires distincts par les cônes vasculaires d'irrigation directe, ces territoires, plus ou moins arrondis étant séparés par un réseau d'irrigation anastomotique. On admet que les syphilides éruptives érythémateuses et papuleuses se développent au centre des territoires vasculaires directs, tandis que la syphilide pigmentaire occupe au contraire le réseau intermédiaire.

Il est certain que le début de la syphilide pigmentaire a lieu avec cette localisation précise. Mais le pigment peut être distribué régulièrement dans tous les territoires par l'intermédiaire des chromatophores et l'hyperchromie se présenter avec une uniformité parfaite. C'est ce qu'on voit au moins à l'origine dans un certain nombre de cas.

Mais dans la majorité des cas le pigment ne franchit pas les limites des territoires vasculaires directs, c'est-à-dire le point où siègent les éléments éruptifs, et ce fait est bien évident dans les cas, pour ainsi dire mixtes, dans lesquels on voit une superposition de lésions erythémateuses ou papuleuses et pigmentaires. (Cas de Fournier et Haury, Balzer, Gémy, etc.)

Comment cela peut-il s'expliquer ? — D'aucuns ont vu dans cette bizarrerie, l'intervention du système nerveux.

Les centres nerveux étant pris, une partie des chromatophores seraient paralysés et il en résulterait un manque de pigment par places (Lewin) Cette influence du système nerveux peut être appuyée dans une certaine mesure, par la constatation de la tendance à la symétrie et à la figuration commune à toutes les manifestations, où elle semble s'exercer. Et la roséole même n'en est pas toujours exempte (roséole zostréoïde, roséole circinée). D'autres arguments peuvent être invoqués à l'appui de cette théorie, mais on lui trouve aussi facilement autant d'objections.

Nous croyons que l'idée d'une cause d'origine nerveuse ne pourrait être appliquée que dans les cas où l'on voit se former des taches blanches sur une pigmentation diffuse. Et là même elle est pour le moins superflue, l'oblitération des petits vaisseaux du derme suffisant à tout expliquer.

Pour nous il se passe au niveau des taches claires, qui correspondent aux territoires où se développent les éléments éruptifs, un processus spécial composé de deux phases successives.

La première éminemment productive est caractérisée par l'infiltration intense. La seconde rapidement atrophique, peut lui succéder très tôt ou bien faire défaut. Les deux sont reconnaissables à l'examen histologique. Cliniquement elles se manifestent de façon différente. La première est confondue dans l'ensemble objectif de la mélanodermie généralement peu intense, fait qui semble dévoiler un processus modéré. Elle n'en est pas moins la première phase d'une formation d'éléments éruptifs, mais pour peu que le processus s'arrête, il n'y aura pas distribution vicieuse du pigment et l'éruption pourra passer pour avortée. Si toutefois cette éruption arrive à se constituer, on verra selon le cas d'une roséole ou de papules, des taches noires sur le fond brun avec une saillie plus ou moins considérable. La dépigmentation aura lieu ultérieurement autour de ces éléments et c'est là le commencement de la phase régressive ou atrophique caractérisée par l'oblitération des vaisseaux et la destruction des éléments pigmentifères.

Si maintenant on considère un processus intense où cette dernière phase se déclare presque d'emblée, il est facile de concevoir que les taches blanches se formeront en dehors de toute éruption appréciable, l'oblitération des vaisseaux empêchant la constitution des éléments.

Dans la syphilide pigmentaire réticulaire spontanée même, on ne peut pas écarter l'idée d'une éruption avortée et bien plus, il faut encore l'admettre dans les cas où le réseau est formé par le procédé de la pigmentation marmoréenne de Taylor, l'oblitération des petits vaisseaux correspondant aux territoires d'irrigation directe, ayant été la première lésion en date. Mais l'atrophie de la peau et celle du pigment ne marchant pas toujours parallèlement, comme l'a prouvé Jessner, les taches claires pourront garder l'aspect de la peau normale.

Il est enfin bien des cas où la syphilide pigmentaire réticulaire, quoique primitive en apparence, n'est que la suite d'une éruption ignorée ou même reconnue, mais disparue depuis un certain temps déjà. La distribution vicieuse du pigment sera subordonnée aux mêmes causes que précédemment. Neumann et après lui Hjelmann ont en effet constaté la persistance des lésions histologiques, des éruptions secondaires, assez longtemps après la guérison apparente de leurs éléments.

En définitive, histologiquement et pathogéniquement on ne peut admettre une syphilide réticulaire primitive, mais ce type garde toute sa valeur en clinique,

DIAGNOSTIC. — PRONOSTIC. — TRAITEMENT.

Le diagnostic de la syphilide pigmentaire du cou n'est pas à faire, *il s'impose.*

La valeur pathognomonique de cette lésion est indiscutable et le pronostic que sa présence et son développement permettent de formuler sur la gravité ultérieure de l'infection, et nous avons suffisamment insisté sur ce point à l'étiologie pour ne plus y revenir, ce pronostic est d'une portée bien plus haute que celui de la durée et de l'évolution de l'affection. Ce dernier est entièrement subordonné à l'état général de l'individu et au traitement institué de bonne heure.

Il est certain que la pigmentation, bien moins que le processus actif, dont elle n'est que le vestige, se laisse influencer par le mercure et l'iodure.

Cependant une médication intense et notamment des injections de cyanure de mercure, prescrites par M. Brocq, ont donné, dans son service de l'hôpital Broca, des résultats certainement appréciables.

L'emploi des irritants locaux nous semble indiqué.

OBSERVATIONS

Observation I

Y..., domestique, 17 ans, de constitution robuste, teint brun, cheveux châtains. Entrée dans le service de M. le docteur Brocq, salle Cullerier, n° 42, le 21 décembre 1900. Huit jours avant d'entrer elle s'est aperçue qu'elle avait une petite plaie à la vulve.

On trouve des syphilides papulo-érosives des petites lèvres, herpétiformes des grandes lèvres et des papules péri-anales. Roséole.

Syphilides en rhagades des ailes du nez et des commissures labiales, syphilides papulo-croûteuses du menton.

Au cou on voit une légère pigmentation uniforme remontant jusqu'à la racine des cheveux et n'atteignant pas la naissance des épaules. L'hyperchromie est plus marquée sur les faces latérales du cou , la teinte en est jaune grisâtre. Vers le milieu de janvier on voit apparaître, sur le fond teinté, quelques taches blanches très peu visibles et à peine plus grandes qu'une lentille. Elles sont disséminées sans aucun ordre. Sur les faces latérales la pigmentation a augmenté et deux taches ocre foncé, de la grandeur du creux de la main, en marquent la limite inférieure. Le tout tend à revêtir l'aspect de la syphilide à lunules. Taches pigmentées secondaires sur les membres.

La malade n'a ni antécédents personnels ni héréditaires. Son état général est bon. Elle est atteinte cependant d'une métrite et d'une vaginite blennorrhagique assez intense.

OBSERVATION II

B. G..., domestique, 20 ans, constitution médiocre, cheveux bruns, peau fine et blanche. Entrée dans le service de M. le docteur Brocq, salle Cullerier, n° 24, le 22 octobre 1900. Elle est enceinte de six mois. L'infection syphilitique remonte à cinq mois. On observe des syphilides maculeuses disséminées sur la face postérieure du thorax, une plaque de syphilide psoriasiforme à la face interne du genou gauche et des syphilides papulo-érosives de la vulve.

Au cou. Apparition dans le cours du mois de décembre de taches jaunes pâles allongées et déchiquetées, tendant à devenir confluentes. Ces taches se rejoignent par places et circonscrivent de grands îlots de peau saine, à forme irrégulière et mal délimité. La pigmentation n'a guère foncé depuis que la malade est en traitement.

Dans les antécédents personnels nous relevons une fièvre typhoïde à l'âge de sept ans. Le père de la malade est bien portant. Sa mère est morte après une maladie de poitrine probablement tuberculeuse. La malade tousse aussi un peu.

A l'auscultation des poumons on trouve un sommet gauche douteux. Elle a en outre un léger degré d'anémie, qui peut être mis d'ailleurs sur le compte de l'infection spécifique. Leucorrhée abondante.

OBSERVATION III

P..., couturière, 20 ans, chétive, blonde, entrée le 1er octobre 1900 dans le service de M. le docteur Brocq, salle Cullerier, n° 32. Elle est syphilitique depuis environ cinq mois. Roséole très nette sur le tronc. Dans l'arrière-gorge on voit des syphilides érythémateuses et opalines qui s'accompagnent d'adénopathies rétro-auriculaires. La vulve est le siège de syphilides papulo-érosives.

Abondant écoulement gonorrhéique.

Au cou la malade a vers le milieu de décembre quelques plaques jaunes de la grandeur de pièces de un ou deux francs. Ces taches foncent rapidement, s'étendent en se déchiquetant et deviennent confluentes. Au mois de janvier 1901 le réseau est formé. Les îlots clairs n'ont plus qu'à peine la grandeur d'une fève. Elles ne sont pas vitiligineuses mais aussi pigmentées que la peau du tronc. Le réticulum est d'un jaune brun sale.

Cette jeune femme n'a jamais été malade, mais elle n'est pas bien forte. Les sommets des deux poumons sont douteux à l'examen. Elle a un léger goître, mais sans aucun symptôme nerveux. Il y a deux ans, elle a fait une fausse couche. A son entrée à l'hôpital elle était atteinte de blennorrhagie, qui actuellement est guérie.

Observation IV

H..., journalière, âgée de 33 ans, robuste, brune à peau assez rude. Entrée le 21 décembre 1900 dans le service de M. le docteur Brocq, salle Cullerier, n° 14. Elle est syphilitique depuis trois mois environ. Alopécie très marquée. Rien dans la gorge. A la vulve quelques papules sur la grande lèvre gauche. Syphilides papuleuses du pourtour de l'anus. Adénopathie inguinale double.

Au cou se voit une syphilide en rétille des plus nettes surtout à la nuque. Elle descend à peine jusqu'aux épaules. Sa couleur est jaune bistré, franchement brunâtre vers le haut de la nuque. Cette pigmentation a augmenté un peu jusqu'au mois de janvier 1901 et es taches claires se sont réduites jusqu'à des dimensions ne dépassant pas celles d'une grosse lentille ou d'une fève. Celles qui sont aux confins du cuir chevelu sont d'apparence vitiligineuse. Toutes ces taches sont disséminées sans ordre.

La malade a un assez bon état général, rien du côté des viscères et dit n'avoir jamais souffert de rien. Mais elle est atteinte d'une métrite blennorrhagique. Elle a eu deux grossesses avant son infection. A la seconde elle a eu le masque, qui a disparu après l'accouchement. Ses enfants sont bien constitués et sains. Ses parents sont aussi bien portants.

OBSERVATION V

Ch...., employée de commerce, 22 ans. Constitution forte. Brune à peau blanche. Entrée une première fois dans le service de M. le docteur Brocq, salle Natalis-Guillot, n° 5, le 29 octobre 1900, elle présentait une roséole généralisée et des plaques muqueuses ulcérées à l'anus. *Au cou* on voyait des traînées pigmentaires très nettes, couleur brun-jaune. Quelques taches sur la figure.

La malade était enceinte de sept mois et fut transférée dans le service de gynécologie de M. le docteur Pozzi où elle accoucha prématurément d'un fœtus macéré.

Le 18 janvier 1901 elle rentre à la salle Natalis-Guillot, présentant cette fois des plaques muqueuses des amygdales et des syphilides papulo-hypertrophiques de la vulve. Elle a en outre une métrite post-puerpérale.

Au cou la pigmentation forme un beau réseau. Sa couleur n'a pas sensiblement changé si ce n'est sur les parties latérales où les taches claires sont très petites et où la teinte tend à s'uniformiser.

En dehors d'un état de nervosisme assez prononcé, cette

femme ne s'est jamais sentie malade. Elle n'a pas d'antécédents héréditaires et n'a pas eu de grossesse en dehors de celle sus-mentionnée.

Observation VI

L..., blanchisseuse, âgée de 23 ans. Brune, faible de constitution, albuminurique avec poussées de congestion bronchique et pulmonaire. Entrée le 23 janvier dans le service de M. le docteur Brocq, salle Natalis-Guillot, n° 20, pour un chancre induré siégeant à la vulve et apparu il y a plus d'un mois. Elle est atteinte en outre d'une métrite blennorrhagique dont le début remonte à environ six mois.

Au cou se voit une pigmentation diffuse formant un collier, un peu plus foncé à la racine des cheveux que vers les épaules qu'il touche légèrement. Par ci par là quelques taches irrégulières à peine plus colorées que le fond.

Cette malade est très émotive mais n'a pas de stigmates de névrose. Son père est mort d'une fluxion de poitrine, sa mère est bien portante.

Observation VII

Lef..., journalière, âgée de 27 ans. Blonde, de constitution faible, entrée le 9 janvier 1899 dans le service de M. le docteur Brocq, salle Natalis-Guillot, n° 46, avec de nombreuses lésions secondaires.

Cette femme est syphilitique depuis le mois d'octobre 1897 et présente depuis un temps indéterminé une syphilide réticulaire du cou et des taches pigmentaires, probablement secondaires sur les membres supérieurs. La teinte du réticulum du cou est ocreuse foncée tandis que les taches des bras sont nettement brunes.

La malade est sortie et rentrée plusieurs fois et n'a fait que de courts séjours à l'hôpital pour des lésions papuleuses, papulo-croûteuses et papulo-érosives.

Au mois de mars 1900, elle a commencé à faire des accidents tertiaires de plus en plus graves. La syphilide pigmentaire s'est légèrement éclaircie, les taches des membres supérieurs ont disparu.

Au mois de janvier 1901, la teinte a encore pâli et s'est uniformisée, on reconnaît à peine les taches claires par ci par là.

Rien à relever dans les antécédents héréditaires de la malade. Elle n'a souffert d'aucune autre maladie que de la syphilis mais actuellement elle présente les signes d'une tuberculose pulmonaire au début.

Observation VIII

A..., couturière, 25 ans. Brune, de forte constitution, entre le 21 décembre dans le service de M. le Dr Brocq, salle Natalis-Guillot, n° 51, pour un chancre induré de la vulve (grande lèvre droite), datant d'un mois et demi. Roséole discrète sur le thorax.

Au cou, on voit des plaques pigmentaires irrégulières assez éloignées les unes des autres et s'étalant plutôt horizontalement, sans se rejoindre. Coloration jaune brun.

Au mois de janvier 1901, ces plaques ont à peine augmenté d'étendue par endroits, mais n'ont guère changé de teinte.

La malade est atteinte de blennorrhagie, mais n'a rien d'autre du côté des viscères. Pas d'antécédents héréditaires.

Observation IX

Bér..., domestique, 23 ans. Blonde, constitution moyenne. Entre le 27 mai dans le service de M. le Dr Brocq, salle Natalis-Guillot, n° 13, pour des syphilides papulo-érosives de la vulve et papuleuses du pourtour de l'anus. Plaques muqueuses de la langue. Roséole disséminée sur le tronc et les membres inférieurs, intense en certains points.

Au cou des syphilides maculeuses et papuleuses se détachent sur un fond pigmenté. À la nuque la pigmentation est assez intense, mais on ne trouve aucune tache décolorée.

La malade a en outre des séborrhéides de la face.

Elle est atteinte de métrite. Rien de viscéral.

Pas d'antécédents.

Elle sort le 23 juillet 1898 guérie de ses accidents.

OBSERVATION X

Bois..., domestique, 19 ans. Entrée le 27 mars 1899 dans le service de M. le Dr Brocq, salle Natalis-Guillot, n° 18, porteuse d'un chancre induré de la fourchette et d'excoriations vulvaires. Roséole généralisée. Plaques muqueuses des amygdales.

Sort guérie le 6 mai, et rentre le 17 mai avec une roséole papuleuse et des syphilides papulo-hypertrophiques de la vulve.

Le 8 juillet, elle sort, sa roséole étant presque disparue.

Au cou une pigmentation légère s'étend entre les éléments en voie de résolution.

OBSERVATION XI

Ass..., fleuriste, 21 ans. Tuberculeuse au 1er degré. Entrée le 11 décembre 1899 à la salle Natalis-Guillot, n° 40, avec des syphilides papuleuses de la vulve et des plaques muqueuses sur les amygdales et la lèvre inférieure.

Au cou, elle présente une syphilide pigmentaire des plus nettes qui est plus intense à la nuque et descend sur la partie supérieure du dos et de la poitrine. Sur ces régions on voit encore les vestiges d'une roséole.

L'infection syphilitique est vieille de six mois.

La malade a subi il y a trois ans une résection du genou pour une arthrite probablement tuberculeuse et depuis ce temps elle a de l'aménorhée.

Elle n'est pas albuminurique. Elle sort le 16 décembre.

OBSERVATION XII

Th..., imprimeuse, 22 ans, brune, peau colorée, kératosique moyenne. Entre le 3 novembre 1897 à la salle Natalis-Guillot, n° 46, avec des syphilides ulcéreuses de l'amygdale gauche et une roséole très accentuée. Acanthosis de la face interne des cuisses. On assiste aux débuts d'une pigmentation en plaques sur le cou. Malheureusement la malade sort le 1er février 1898.

OBSERVATION XIII·

Ag..., domestique, 21 ans, brune, peau colorée et légèrement velue. Entre à la salle Natalis-Guillot, n° 17, le 5 novembre 1897, porteuse de syphilides papulo-érosives à forme de folliculites à la vulve et des syphilides érythémateuses sur les piliers et le voile du palais. Acanthosis accentué avec zones de pigmentation étendues sur les cuisses. Réseau de syphilide pigmentaire sur la nuque et le dos. Sortie le 15 novembre.

OBSERVATION XIV

Ch..., fille de salle, 18 ans, brune d'apparence, robuste. Entre le 8 août 1900 à la salle Natalis-Guillot, n° 45. Le début de la syphilis remonte au printemps de 1899. La malade est anémiée et très fatiguée à la suite d'accidents secondaires nombreux qui se sont succédé presque sans intervalles. Elle présente à son entrée des syphilides ulcéreuses de la fourchette et une *roséole de retour*.

Au cou on voit un début de syphilide pigmentaire sur laquelle se détachent des infundibula pilaires kératosiques. Métrite avec ulcération du col. La malade sort le 23 décembre ne gardant que sa syphilide pigmentaire,

Observation XV

B. H..., blanchisseuse, 21 ans, brune, de constitution médiocre. Entre le 8 août, salle Natalis-Guillot, n° 12, avec une roséole en voie de disparition. Nombreuses plaques muqueuses sur la langue et les amygdales où elles sont ulcérées. Onyxis des deux mains avec déformations marquées et chute de quelques ongles. Gomme ulcérée de l'avant-bras droit.

Au cou une syphilide pigmentaire en réseau très net. Métrite avec ulcération du col.

Observation XVI

D..., couturière, 27 ans. Brune, d'apparence robuste. Entre le 8 janvier 1900 à la salle Natalis-Guillot, n° 18. Une première fois, elle avait été soignée dans le service en novembre 1899 pour un chancre induré du méat urinaire, des papules du tronc et des plaques muqueuses de la gorge. A sa rentrée elle est couverte de syphilides papulo-squameuses. Plaques muqueuses des amygdales et de la voûte palatine. Sort améliorée le 22 février 1900. Enfin elle revient en novembre avec une gomme de la cuisse gauche, des exostoses multiples et de la leucoplasie des gencives.

Au cou une syphilide pigmentaire typique.

Observation XVII

G.... journalière, 24 ans. Brune, forte. Entre le 7 octobre 1900 à la salle Natalis-Guillot, n° 30, avec des syphilides érosives des petites lèvres, des syphilides érythémateuses et opalines de l'arrière-gorge. Hypertrophie amygdalienne et adénite cervicale. *Au cou* un début de syphilide pigmentaire en réseau. La malade sort quelques jours après son entrée.

Observation XVIII

Can..., domestique, 23 ans. Blonde. Anémique. Entrée à la salle Natalis-Guillot, n° 44, le 21 février 1900, avec des ulcérations de la grande lèvre droite, nettement syphilitiques. Adénite inguinale double. Œdème considérable des petites lèvres. Pigmentation diffuse de la région cervicale.

Observation XIX

W..., fille de salle, 20 ans. Brune, peau colorée, robuste. Entrée le 30 septembre à la salle Natalis-Guillot, n° 9, avec des syphilides papulo-érosives des grandes lèvres et papuleuses sur les cuisses. *Au cou* syphilide pigmentaire en réseau. Périostite du maxillaire supérieur à la suite d'un coup de couteau. Blennorrhagie.

Observation XX

Ver..., couturière, 26 ans. Brune, faible de constitution. Entrée le 9 janvier 1901 à la salle Natalis-Guillot pour un chancre induré de la vulve datant de quelque temps. Acné très étendue. Début de syphilide pigmentaire. Sort malheureusement le 11 janvier.

Observation XXI

Ban..., couturière, 22 ans. Blonde, assez forte. Entre le 7 janvier 1901 avec des syphilides érythémateuses et opalines des amygdales et un début de pigmentation très nette du cou. Blennorrhagie avec stigmates blennorrhagiques. Végétations de la vulve. Rien du côté des viscères. Sort le 16 janvier 1901.

Observation XXII

Al...,domestique,25 ans. Blonde, forte. Entrée le 7 janvier 1900 salle Natalis-Guillot, n° 43, pour une métrite intense avec col gros et ulcéré. Stigmates blennorrhagiques. C'est une syphilitique ancienne qui présente des papules du pourtour de la bouche.

Au cou une pigmentation diffuse intense.

Observation XXIII

Bac..., porteuse de pain, 24 ans. Entrée le 23 mai, salle Natalis-Guillot, n° 42, sortie le 7 juillet 1900.

Syphilide pigmentaire en réseau. Leucoplasie. Langue dépapillée. Syphilides érythémateuses de toute la gorge et ulcéreuses des amygdales. Blennorrhagie.

Observation XXIV

G..., plumassière, 18 ans, brune, petite, malingre. Entre à la salle Natalis-Guillat, n° 10, le 5 février 1900. Elle a eu un chancre en novembre 1899. Présente à son entrée des syphilides papulo-hypertrophiques et papulo-érosives de la vulve. Plaques muqueuses de la langue et hypertrophie amygdalienne.

Au cou on voit une pigmentation diffuse plus marquée par places, surtout à la nuque.

Métrite chronique. Sort le 24 février 1900.

Observation XXV

Aub... cartonnière, 17 ans. Entrée le 18 septembre à la salle Natalis-Guillot, n° 40, sortie le 7 octobre 1899.

Syphilitique depuis deux mois. Plaques muqueuses, des petites lèvres et de la fourchette. Syphilides papulo-hypertrophiques à la face interne de la cuisse droite.

Au cou une syphilide pigmentaire très étendue, descendant sur la partie supérieure du dos.

Observation XXVI

E..., domestique, 19 ans, blonde, chétive, maigre. Entrée le 9 mars 1900, à la salle Natalis-Guillot, n° 8, pour des syphilides papulo-érosives de la vulve et papulo-hypertrophiques de la lèvre droite. Adénite inguinale double.

Syphilides psoriasiformes rares sur les jambes.

Blennorrhagie avec stigmates blennorrhagiques Kératose pilaire.

- *Au cou* une pigmentation diffuse a apparu depuis quelque temps. Cette malade est très anémique, a des sommets douteux et maigrit rapidement.

Malheureusement elle sort le 30 mars.

Observation XXVII

Det..., confectionneuse, 22 ans. Entrée le 23 octobre 1899 à la Salle Natalis-Guillot, n° 48, pour des petites érosions herpétiformes sur la grande lèvre gauche. Plaques muqueuses des

commissures labiales et de la face interne des joues. *Au cou*
syphilide réticulaire qui va en s'accentuant. La malade dit avoir
eu un chancre au mois de mai. Elle est albuminurique. Sort le
23 décembre 1899.

Observation XXVIII

Oud..., blanchisseuse, 18 ans. Entrée à la salle Natalis-Guillot
le 13 octobre 1899. Elle a eu un chancre en décembre 1898.
Syphilides papulo-squameuses disséminées sur les membres
supérieurs, papuleuses sur les membres inférieurs.

Adénite cervicale. Syphilide pigmentaire étendue au cou et au
tronc. Gale avec lésions de grattage intense. Séborrhéïdes de
la face. Métrite.

Sort le 23 octobre 1899.

Observation XXIX

R..., domestique, 26 ans. Blonde, forte. Entrée le 19 juin 1899
à la salle Natalis-Guillot, n° 31. Syphilitique depuis trois mois.
Syphilides papulo-hypertrophiques des grandes lèvres. Déformations dentaires. Nervosité extrême.

Au cou, syphilide réticulaire. Métrite. Sortie le 27 juin.

Observation XXX

Ber..., blanchisseuse, 17 ans. Entré le 21 août 1899 à la
salle Natalis-Guillot, n° 24, pour des syphilides papulo-hypertrophiques de la vulve. Hypertrophie des amygdales et plaques
muqueuses à gauche.

Pigmentation diffuse intense du cou.

Cette malade est kératosique et ichtyosique et présente des
séborrhéïdes de la face. Sort le 27 août 1899.

Observation XXXI

B..., couturière, 20 ans. Brune, kératosique moyenne, nombreux nævi pigmentaires. Entrée le 8 novembre 1897 à la salle Natalis-Guillot, n° 33, avec des syphilides érosives des piliers et du voile. Erosions péri-anales et végétations.

Syphilide pigmentaire au cou. Pigmentations en plaques autour du nez et de la bouche. Sortie le 25 novembre.

CONCLUSIONS

I. La syphilide pigmentaire est une manifestation de
la période secondaire de la syphilis, témoignage
d'une imprégnation profonde de l'économie par l'agent
infectieux, ou de l'association de cet agent avec un ou
plusieurs autres facteurs morbides ayant pour résultat
la compromission de l'état d'équilibre organique.

II. Elle n'est pas l'analogue d'une simple mélanodermie cachectique, car elle relève d'un processus actif,
d'une dermite spécifique et doit être, si même primitive
en apparence, rapportée à une formation d'éléments
éruptifs, maculeux, papuleux, etc. Nous ne nions pas
pour cela l'existence d'une syphilide pigmentaire cliniquement parlant spontanée, mais anatomiquement nous
ne la considérons que comme le vestige d'une éruption
avortée et partant secondaire au même titre que les pigmentations consécutives à une éruption constituée.

III. La forme objective et l'évolution si caractéristique
de la syphilide pigmentaire en font un type d'affection

bien tranché, qui en l'absence de toute autre manifestation cutanée acquiert une valeur pathognomonique incontestable.

Sa forme et sa localisation lui impriment en effet son cachet de spécificité. Quant au processus mélanogène, il est l'homologue de celui dont relève toute pigmentation pathologique.

IV. La syphilide pigmentaire peut aussi jusqu'à un certain point faire présager de la gravité de l'infection latente.

Les syphilis qui la produisent sont tout au moins particulièrement fertiles en accidents et cela tient, croyons-nous, bien plus à l'état d'infériorité organique du sujet qu'à la virulence de l'infection. C'est encore une raison pour laquelle le traitement spécifique ne la modifie guère.

V. Cette particularité de l'évolution de la syphilide pigmentaire jointe à son essence complexe, en font une affection parasyphilitique, mais on n'est guère tenté de la considérer comme telle et les lésions anatomiques, nettement spécifiques, qui marquent son début, ne permettent point de la ranger, quant à présent, dans ce groupe.

VI. Deux procédés de pigmentation aboutissent à la forme classique de la syphilide pigmentaire. L'un et l'autre peuvent s'arrêter définitivement sous une forme fruste. Ce sont la forme à lunules, pigmentation uniforme à l'origine, et la syphilide marmoréenne de Taylor. C'est ce dernier procédé qui est le plus fréquent. Mais le plus souvent le réticulum se trouve rapidement ébauché et environ neuf fois sur dix on observera la forme en rétille ou dentelle, la syphilide pigmentaire de Hardy-Fournier.

BIBLIOGRAPHIE

ATKINSON. — Syphilide pigmentaire, *Chicago med. journ.*
oct., 1878.

ATKINSON. — Cas de vitiligo incomplet, *Arch. of dermatology.*
oct., 1879.

AUDRY (de Lyon). — Syphilide pigmentaire généralisée. Examen histologique des taches, *Ann. de Dermat.*, 1890,
p. 134.

BALZER et GRIFFON. — Erythème pigmentaire réticulaire, *Soc. de Dermat. et syph.*, 11 févr. 1897.

BARTHÉLÉMY. — Deux cas de mélanodermie, *Soc. de Dermat.*,
19 avril 1898.

BAUDOUIN. — Syphilide pigmentaire, *Iconographie du musée de Saint-Louis*, fasc. 42.

BAUDOIN. — Des mélanodermies, *Union Médicale*, 23 nov.
1895.

BAZIN. — Leçons sur la syphilis et les syphilides, Paris, 1866.

BOCKHART. — Ueber pigment-syphilis, *Monatschr. f. prakt Dermat.*, I, 1887.

BULKLEY. — Pseudo-pigmentary syphiloderm., *Arch. of Dermat. January*, 1879, p. 49.

CAMPBELL. — Pigmentary syph., *Arch. of. dermat.*, 1878,
p. 239.

CARAMANOS. — Des cachexies pigmentaires diabétiques, alcooliques, etc. *Thèse*, Paris, 1897.

CRESSWELL. — Syph. copper coloured stains, *The Lancet*, 1876, vol. II. p. 917.

DANLOS. — Syphilide pigmentaire du cou chez l'homme. *Soc. de Dermat.*, 8 déc. 1898.

DARIER. — Syphilide pigmentaire. *Soc. de Dermat.*, 12 mai 1898.

DOYON. — Sur un cas de syphilide pigmentaire généralisée. *Ann. de Dermat.*, t. IX, 1888, p. 335.

DRYSDALE. — Pigmentary syph. *The Lancet*, 1877, vol. II, p. 730, 826.

DRYSDALE. — Syph. pigmentaire, *Rev. des sc. méd.*, 1879, t. XIII, p. 387.

EHRMANN. — Physiologie et pathologie du pigment de la peau, *Viertel jahresschrift. f. Dermat. u. syph.*, 1887.

EHRMANN. — Le pigment mélanique et les cellules mélanogènes chez l'homme et les vertébrés. Cassel, 1896.

ETIENNE (de Nancy). — Ephélides pigmentaires du cou, manifestation unique de la syphilis. Ephélide syphilitique aty pique. *Soc. de Dermat.*, 11 nov. 1897.

FINGER. — La syphilis et les maladies vénériennes. *Trad. Doyon et Spillmann*, Paris, 1900.

DE FISSON. — Des syphilides pigmentaires, *Thèse*, Lille, 1887.

FOURNIER. — Traité de la syphilis, Paris, 1899.
    — Affections parasyphilitiques, Paris, 1894.
    — Pigmentation réticulaire du cou. *Soc. de Dermat.*, 11 fév. 1897.

FOURNIER. — Leucomélanodermie syphilitique, *Soc. de Dermat.*, 8 juin 1893.

FOURNIER et DOMINICI. — Dyscrhomie cervicale anormale chez une syphilitique, *Soc. de Dermat.*, 10 juin 1897.

FOURNIER et HAURY. — Syphilide achromique du cou, *Soc. de Dermat.*, 12 mai 1898.

FOX G. H. — Syphilide pigmentaire. *Rev. des sc. méd.*, t. XIII, p. 387.

Frattali. — Histologie de la syphilide pigmentaire. *Giornale italiano delle malattie venérée e della pelle*, 1896, p. 250.

Gémy. — Deux cas de leucomélanodermie syphilitique, *Soc. de Dermat.*, 4 août 1894.

Gémy. — Syphilide pigment. de forme rare, première manifestation d'une syphilis héréditaire tardive. *Ann. de Dermat.*, 1898, p. 462.

Gémy et Raynaud. — Leucomélanodermie syphilitique chez les indigènes algériens, *Soc. de Dermat.*, 11 nov. 1897.

Guibout. — Traité des maladies de la peau, Paris, 1885.

Hallopeau. — Un cas de syphilide pigmentaire. *Soc. de Dermat.*, 3 mai 1900.

Hallopeau et Leredde. — Traité de Dermatologie, Paris, 1900.

Hardy. — Syphilide pigmentaire. *Leçons sur la syphilis*, Paris 1853.

Haslund. — Leucodermie syphilitique. *Nordiskt medicinskt ark.*, t. xvii, 1885.

Hazard. — Etude sur la syphilide pigmentaire. *Thèse*, Bordeaux, 1892-93.

Heusinger. — Pigment et pigmentation. *Arch. de Meckel*, vol. viii, 1822.

Hill. — Pigmentary syph. *Arch. of Dermat.*, 1879, p. 89.

Hjelmann. — Zur Kentniss des Leucoderma syphiliticum. *Dermatol. Zeitschrift*, 1897, t. v.

Hjelmann. — Persistance des lésions histologiques dans la syphilis. *Nordiskt medicinskt Arkiv.*, 1827, n° 2.

Hudelo. — Syphilide pigmentaire généralisée. *Soc. de Dermat.*, 11 fév. 1892.

Langlebert. — Removal of pigmentary stains after venereal éruptions. *Médical Times*, 1873, vol. ii, p. 256.

Launois. — Mélanodermie. IXᵉ Congrès des aliénistes et neurologistes de France, Angers, août 1898.

A. Laurent. — Etude sur un cas de pseudo syphilis pigmentaire chez un tuberculeux, *Thèse*, Paris, 1897.

Lesser. — Leucodermie syphilitique. *Ann. de Dermat.*, 1898, p. 196.

Lewin. — Pigmentation syphilitique de la nuque. *Soc. berlinoise de Dermat.*, 10 janv. 1893.

Lewin. — De la leucodermie. *Soc. berlinoise de Dermat.* 5 déc. 1893.

Lewin. — Ueber das Leucoderma. *Ann. de la Charité*, XVIII° année.

De Maïeff. — Contribution à l'étude de la syphilide pigmentaire, *Congrès int. de Dermat.*, Paris, 1889, p. 677.

Maireau. — De la syphilide pigmentaire, *Thèse*, Paris, 1884.

Malherbe. — Deux cas de syph. pigment. chez l'homme. *Gaz. Méd. de Nantes*, 12 déc. 1895.

G. L. J. Marotte. — Contribution à l'étude des pigmentations pathologiques, *Thèse*, Paris, 9 juillet 1896.

Marcou. — Leucomélanodermie syphilitique, *Thèse*, Paris, 1898.

Mauriac. — Syphilis primaire et secondaire, Paris, 1890.

Montmeja (de). — Modifications que peut subir la color. des érupt. syph. par la grossesse, *France Médicale*, 1873, p. 331.

Neisser. — La leucodermie syphilitique. *Ann. de Dermat.*, 1885, p. 182.

Parrot. — Syph. maculeuse et syph. en plaques. *Rev. des sc. méd.*, 1878, t. xiii, p, 394.

Pillon. — Exanthèmes syphilitiques. *Thèse*, Paris, 1857.

Piocchi. — Syph. discoloration of the skin. *Arch. of Dermat.*, 1876, vol. III, p. 82.

Riehl. — Zur kentniss des pigmentes in menschlichen haar. *Vierteljahr f. Dermat. u. Syphilis*, 1884, p. 33.

Rille. — Leucodermie syphilitique, *Ann. de Dermat.*, 1898, p. 1157.

Richard. — Pigmentation d'orig. médicamenteuse, *Thèse*, Paris, 1898.

Rollet (de Lyon). — Traité des maladies vénériennes, 1865.

Saintin. — La syphilide pigmentaire, *Thèse*, Nancy, 1884.

Saalfeld. — Mélanose arsenicale, *Soc. berlinoise de Dermat.*, 5 mars 1895.

Schwimmer. — Syph. pigmentaire, deux observations. *Rev. des sc. méd.*, 1880, p. 792.

Schwimmer. — Pigment syph. *Wiener medizin. Blatter*, 1880 Nr. 17, 18 et 20.

Spilmann et Étienne (de Nancy). Pigmentation aréolée chez une chlorotique non syphilitique, *Soc. de Dermat.*, 11 nov. 1897.

Tanturri. — De la syphilis pigmentaire à fond jaune. *Gaz. des Hôp.*, 1866, p. 26 et *Gaz. méd. Paris*, 1865, p. 737.

Tanturri. — Etude chimique sur l'acné syphilitique. *Gaz. méd. Paris*, 1866, p. 134.

Taylor. — Clinical syph. leucodermatous spots folowing roséola. *Arch. of. Dermat.*, 1877, vol. ii, p. 118.

Taylor. — The pigmentary syphilide, *The New-York méd. journ.*, 18 fév., 1893.

Tenneson. — Traité clinique de Dermatologie, Paris, 1893.

Thibierge. — Pigmentation généralisée revêtant au cou l'aspect de la syph. pigmentaire développée chez un tuberculeux. *Soc. de Dermat.*, 11 fév. 1897.

Toussaint Barthélémy et F. Balzer. — Syphilides maculeuses et pigmentaires, *Dictionnaire Jaccoud*, v. xxxiv, p. 503.

L. A. Vulpian. — Les mélanodermies, *Thèse* 1896.

IMPRIMERIE F. DEVERDUN, BUZANÇAIS (INDRE).